COUP D'ŒIL

MÉDICO-PHILOSOPHIQUE

SUR

L'EMPLOI DE L'EAU DE MER

PAR

LE D.r SALMON

MÉDECIN ATTACHÉ A L'ÉTABLISSEMENT HYDROTHÉRAPIQUE
DU CASINO DE ROYAN

Incorrupta fides, nudaque veritas.
HORAT.

SAINTES

IMPRIMERIE DE Z. LACROIX, RUE DE LA COMÉDIE

1862

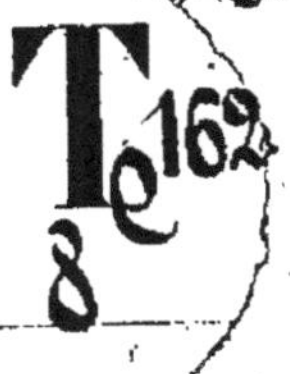

COUP D'ŒIL

MÉDICO-PHILOSOPHIQUE

SUR

L'EMPLOI DE L'EAU DE MER

COUP D'ŒIL

MÉDICO-PHILOSOPHIQUE

SUR

L'EMPLOI DE L'EAU DE MER

PAR

LE Dr SALMON

MÉDECIN ATTACHÉ A L'ÉTABLISSEMENT HYDROTHÉRAPIQUE
DU CASINO DE ROYAN

Incorrupta fides, nudaque veritas.
HORAT.

SAINTES

IMPRIMERIE DE Z. LACROIX, RUE DE LA COMÉDIE

1862

AVANT-PROPOS

Notre but, en publiant cet opuscule, n'a pas été d'offrir aux baigneurs ou aux hommes de science un traité *ex professo* sur l'usage de l'eau de mer, un travail didactique sur ses divers modes d'administration, une monographie spéciale sur une matière, presque épuisée depuis longtemps, et moins encore un *indicateur*, un *manuel* ou *vade-mecum*, destiné aux personnes qui, par goût ou par besoin, se rendent dans nos stations maritimes, afin d'y trouver d'agréables distractions, ou de demander la santé à leurs plages salutaires et hospitalières. Sans méconnaître

le mérite de quelques-unes — en très petit nombre
du reste — des œuvres de ce dernier genre, nous sommes enclin à confesser, avec de bons esprits, dont
nous voulons rester un humble, mais fidèle écho,
que si ces œuvres ont de minimes avantages, ils sont
rachetés par des inconvénients de diverse nature, par
des dangers même. Tel est, au surplus, le sort des
livres dont les auteurs élèvent la prétention de mettre
la science à la portée de tout le monde... Aussi, dans
tous les temps, les hommes sensés, prudents et pratiques, ont-ils frappé d'une sorte de réprobation cette
foule de recueils indigestes, décorés de l'épithète pom-
peuse de *populaires*, où l'on prodigue les préceptes...
sans se douter, le moins du monde, des difficultés que
rencontre leur saine application. Soit dit, en passant,
de la *Médecine domestique*, de la *Médecine sans médecin*,
et de toutes les productions de l'espèce, dans lesquelles
les symptômes du mal peuvent être décrits avec pré-
cision et clarté; mais où l'on oublie trop souvent
quelle dose de sagacité devient nécessaire pour les
saisir, et prescrire, avec une heureuse opportunité,
le bienfaisant remède..... Les cas qui réclament
l'usage de l'eau de mer sont, certes, très nombreux,
variés à l'infini, avec des nuances très délicates, à

peine perceptibles aux gens de l'art, et encore à ceux que l'expérience et l'étude y rendent aptes. Des prescriptions embrassant généralement tous les cas n'ont donc ici qu'une valeur relative, souvent illusoire ou nulle. Nous n'avons pas le dessein d'entrer dans cette voie. Notre cadre, bien modeste d'ailleurs, comme nos forces, consistera à présenter : 1° un aperçu historique sur l'usage de l'eau de mer ; 2° des considérations, purement pratiques, sur les avantages qui résultent de ses divers modes d'administration ; 3° un état comparatif des principales stations maritimes, sinon entre elles, du moins avec la nôtre ; 4° dans deux paragraphes distincts — une indication concise des maladies que l'eau de mer peut guérir ou pallier ; — un exposé sommaire des effets produits, sous nos yeux, par un agent thérapeutique si énergique, réservant, au besoin, pour les feuilles médicales, les observations circonstanciées susceptibles de les intéresser, en profitant, à la fois, à la science et à l'humanité, à cette dernière avant tout.

Investi de la confiance d'une grande et très estimable association, et chargé de diriger plus particulièrement tout ce qui se réfère à l'hydrothérapie, dont les appareils, au complet, sont installés au Casino de Royan, nous avions sensiblement à cœur, autant par devoir de position, que par l'attrait scientifique qui s'attache aux stations maritimes les plus célèbres de l'Empire, de les visiter toutes, afin d'y puiser d'utiles enseignements, en nous éclairant de la pratique et des précieuses lumières des médecins éminents qui en ont la surveillance. C'est le résultat de nos scrupuleuses investigations, que nous avons eu la pensée d'enregistrer dans ce petit livre, qui nous a été inspiré, non par un vain et puéril amour-propre, mais par la conscience d'être utile à nos concitoyens et aux baigneurs qui viennent périodiquement séjourner dans notre ville.

Juin 1862.

COUP D'ŒIL

MÉDICO-PHILOSOPHIQUE

SUR

L'EMPLOI DE L'EAU DE MER

CHAPITRE Ier

Aperçus historiques

L'emploi de l'eau de mer remonte à une époque très reculée, aux temps les plus anciens. Si l'on s'en rapporte à Suétone, narrateur exact, malgré les assertions un peu téméraires de Linguet, Suétone, à qui l'on reproche, non de manquer de véracité, mais d'être un anecdotier, aux formes caustiques, familières, et parfois triviales, les bains de mer étaient en usage sous le règne de Néron.

Ce prince, si justement flétri par l'histoire, poussa la recherche et le luxe jusqu'à faire arriver dans ses thermes, d'une magnificence fabuleuse, les eaux de la mer, qu'on utilisait alors, soit à l'état naturel, soit en leur imprimant artificiellement un certain degré de chaleur. Pline le naturaliste, dont le vaste et puissant génie embrasse, pour ainsi dire, toutes les connaissances humaines, se montre bien plus explicite que Suétone ; car il indique les emplois multiples de l'eau salée : — « *Medendi modus idem* » *et in marinis erit, quæ calefiunt, ad nervorum dolores,* » *ferruminandas fracturas, ossaque contusa : item cor-* » *pora siccanda, quâ de causâ et frigido mari utuntur.* » *Præterea est alius multiplex...* » — « On use aussi, en » médecine, de l'eau de mer chauffée, pour les maux de » nerfs, pour les plaies qu'il s'agit de réunir, pour les » contusions des os, enfin pour dessécher l'eau des corps. » On emploie dans le même but les bains froids. Com- » bien d'autres secours la mer offre encore ! » Malgré notre réserve à l'endroit des citations, dont nous voulons être sobre, nous ne résistons pas au plaisir de signaler, d'une façon sommaire, les usages divers auxquels était consacrée l'eau de mer du temps de Pline. L'on verra que, si les modernes ont perfectionné bien des procédés et inventé bien des choses, les anciens ne le leur cédaient pas pour beaucoup d'autres. *Seule*, dit le grand naturaliste, l'eau de mer, selon les médecins, résout infailliblement les tumeurs; bouillie avec de la farine d'orge, elle dissipe les parotides. Elle entre dans les emplâtres, surtout dans les emplâtres blancs, et dans les cataplasmes (*malagmatis miscent*). Elle est bonne encore employée en douches; enfin, quoique nuisible à l'estomac, on la prend intérieurement comme purgatif, et pour se débarrasser, par haut ou par bas, soit de la bile, soit du sang caillé (*bilemque atram aut sanguinem concretum*). Quelques médecins l'administrent aussi en breuvage dans la fièvre quarte, dans le ténesme, dans les maladies des articulations. Tous s'accordent à exiger qu'elle ait été puisée en pleine mer, et que nulle substance douce ne l'ait altérée. L'eau de mer tiède se prend en clystères. C'est de toutes les fomentations la meilleure, dit-on, pour les engelures (non ulcérées), les démangeaisons et les dartres. Elle est salutaire pour les piqûres vénimeuses, comme celles des phalanges et des scorpions; dans ces cas, on l'emploie chaude. En fumigations, avec du vinaigre, elle chasse les maux de tête. Les gonflements du sein, les douleurs d'entrailles, cèdent à l'emploi des bains chauds, de même que la surdité guérit par la vapeur de la même eau, bouillie avec du vinaigre, etc.

Ne semblerait-il pas, en lisant ces lignes, qu'elles sont extraites de quelque auteur du xviie ou du xviiie siècle, à l'esprit imprégné des erreurs et des préjugés de son époque, mêlant aux idées, pleines de raison et de justesse, des appréciations fautives ou absurdes... Et pourtant, ces lignes, où le vrai marche parfois parallèlement avec le ridicule, datent de l'an 50 de l'ère chrétienne, et émanent du plus illustre savant que Rome ait produit dans le siècle des Césars, amant enthousiaste de la nature, succombant, à l'âge de 56 ans, victime de son noble dévouement, au pied de ce trop fameux Vésuve, dont il allait, avec une imprudente audace, entraîné par la généreuse ardeur de son sublime zèle, sonder les redoutables mystères!...

Mais quittons là les anciens, non sans leur payer un tribut de légitime admiration, pour revenir aux hommes de nos jours, dont les recherches ont déterminé les véritables propriétés de l'eau de mer, lesquelles ont conquis à celle-ci une place dans la classe des moyens les plus énergiques et les plus efficaces dont dispose la *thérapeutique*, « qui est l'art de remplir les indications fournies

» par le diagnostic. Elle est le bras de la médecine, dont
» le diagnostic est la tête. » (Forget, 1860.)

Il paraît constant que l'Angleterre, l'Allemagne et la
Hollande, ont devancé la France de beaucoup dans l'étude
de l'action de l'eau de mer. Leurs côtes sont couvertes
d'établissements qui reçoivent des baigneurs de toutes
les classes; leur littérature médicale, à laquelle on a fait,
chez nous, de fréquents emprunts, s'est enrichie de travaux d'observation d'une incontestable valeur. — Malgré
notre patriotisme et notre orgueil national, nous sommes
forcés d'avouer que, sous ce double rapport, nous nous
trouvons dans un état manifeste d'infériorité, nous qui
nous targuons si souvent de notre civilisation, d'être dans
la voie du progrès, d'y marcher à pas de géant ! L'Angleterre — la probité historique nous contraint de le dire —
est la première en date dans la publication des livres, en
fort grand nombre, qui concernent l'usage de l'eau de
mer ; ce qu'elle doit, selon toute apparence, à sa position
géographique. Les points les plus fréquentés de son im-
mense littoral sont les côtes du Sud, de l'Ouest, de l'Est
et quelques plages de l'Ecosse. On estime à plus de
soixante les stations maritimes visitées, chaque année,

dans toute l'étendue de la Grande-Bretagne, et l'on fait
remonter la fondation des premiers établissements ré-
guliers jusqu'au milieu du siècle dernier. R. Russel,
médecin anglais d'une certaine célébrité, a publié, l'un
des premiers, le fruit de ses laborieuses et savantes recherches sur l'emploi de l'eau de mer, qu'il appliquait,
à l'instar de tous les novateurs, toujours enthousiasmés
de leurs découvertes, et souvent aveugles, — à toutes les
maladies. Le temps a, très heureusement, fait justice de
semblables et si fâcheuses exagérations. L'eau de mer ne
perdit rien de sa vogue, presque endémique, en Angleterre, après la mort de Russel, et son emploi, fort préconisé par les médecins venus après lui, passa dans les
habitudes nationales, avec d'incessants progrès, pendant
près d'un demi-siècle. C'est dans le cours de cette longue
période, qu'étudiés, sans prévention, avec plus de soin
et de maturité, l'usage et les effets de l'air des bords de
la mer, de l'eau salée et des bains, froids ou chauds,
furent dénoncés aux différents corps savants de l'Europe,
dans une multitude d'ouvrages et de recueils spéciaux, et
que la matière médicale se mit en devoir de classer au
rang des moyens thérapeutiques, dont il était réservé à
des explorateurs, plus rapprochés de nous, de révéler de
plus en plus l'efficacité véritable. Les médecins anglais

s'attribuent donc, à bon droit, le mérite d'avoir fait connaître, les premiers, le remède et les maladies qu'il est susceptible de guérir, lésions dont le nombre s'est, avec le temps, trouvé réduit aux proportions avouées par une pratique judicieuse et loyale. — Buchan, l'une des gloires les plus pures de l'Ecosse, a voulu approfondir le sujet, en véritable et scrupuleux praticien ; et nos auteurs nationaux de l'époque actuelle doivent beaucoup à ses précieuses investigations, dont ils ont souvent fait leur profit... sans en indiquer la source.

Sir **A.** Clarke, esprit supérieur sans conteste, mais très excentrique, a, dans un essai sur les diverses espèces de bains, traité la question des bains de mer, plutôt au point de vue dogmatique, de théorie hasardeuse, que sous le rapport, si vital, seul utile, des effets obtenus. Ce savant, qui méritait, par ses éminentes facultés, s'il les eût appliquées au côté sérieux et positif de l'observation médicale clinique et substantielle, — de devenir chef d'école, a laissé très peu de prosélytes dans un pays où Floyer, R. Russel et Buchan, qui en sont originaires, ont si singulièrement exalté les vertus de l'eau de mer.

En Allemagne on n'a songé à créer des établissements que sur la fin du xviiie siècle, d'après l'initiative du médecin Lichtenberg. C'est en 1794 que les premiers essais furent tentés à Doberan, sur les bords de la mer Baltique. Cette station maritime, située dans le grand-duché de Mecklembourg-Schwérin, est bien la plus ancienne, et reste encore la plus renommée de toute l'Allemagne. C'est sous la direction, et à la faveur du crédit de l'illustre Vogel, qu'elle a reçu tous les embellissements et les commodités confortables, qui font la réputation de ces sortes d'établissements. C'est, au surplus, sur ce modèle qu'ont été formés tous ceux qu'on rencontre en Allemagne, dans le royaume de Hanovre et en Hollande. Les savants docteurs Vogel, A.-W. Neuber, Plaff et Carl. Mühry, ont écrit avec fruit sur l'emploi de l'eau de mer et sur ses effets, et leurs livres resteront comme des monuments véritables d'érudition, de sagesse, de sagacité et de droiture d'esprit...

N'est-ce pas avec un sentiment, mêlé de peine et de regret, qu'on voit la France, dotée de tant et de si admirables plages, plongée dans une sorte d'inertie au milieu de ce mouvement, universel et fébrile, qui pousse irrésistiblement vers l'étude des bains de mer, en Angleterre depuis la seconde moitié du dernier siècle, en Allemagne vers la fin de cette période mémorable ? — Si nous sommes demeurés froids, indifférents ou apathiques, en présence de l'impulsion, si vive, venue du Nord, — ce qu'il faut amèrement déplorer, pour la science comme pour l'humanité, on doit l'attribuer, en partie du moins, à nos rivalités de peuple à peuple, aux jalousies nationales invétérées, aux guerres, si cruelles, dont l'Europe a été trop longtemps le triste théâtre.....

Le premier établissement qu'on a créé en France, paraît l'avoir été à Dieppe. L'origine en est assez singulière pour être indiquée dans ces pages, uniquement consacrées à un exposé historique. On raconte qu'un personnage de la haute aristocratie s'étant rendu à Dieppe, d'après le conseil des gens de l'art, pour y prendre quelques bains — dont l'efficacité ne tarda pas à se faire sentir — charmé de tous les avantages du lieu, séduit par l'affabilité de ses habitants, reconnaissant surtout des bienfaits de sa guérison, suggéra l'idée d'un établissement de bains, à l'instar de ceux d'outre-Manche, et contribua, de sa fortune et de son crédit, à sa réalisation.— D'autres stations maritimes se sont, successivement, élevées après celle-ci, avec beaucoup de frais également, quelquefois avec un goût douteux, toujours en vue de flatter les étrangers et de les attirer. Toutefois, dès 1769, un médecin français, Maret, né en Bourgogne, présentait à une réunion savante un mémoire didactique sur le mode d'action des bains d'eau douce et de ceux d'eau salée. — Un médecin de la ville de Dieppe même, le docteur Lefrançois, soutenait, en 1812, une thèse inaugurale sur l'emploi, interne et externe, de l'eau de mer... Après eux, le médecin Assegond, dans une rapsodie, artistement agencée, résumait toutes les notions acquises alors. MM. les docteurs Mourgué et Jules Guérin, successivement inspecteurs titulaires du même établissement, publièrent, à l'envi, au lieu de dissertations ambitieuses et utopiques, le résultat matériel et pratique de l'emploi de l'eau de mer, et rendirent un service signalé à leurs confrères, curieux de vérifier, à leur exemple, tout ce que l'exagération fanatique des premiers promoteurs avait offert à leurs méditations, et qu'ils avaient pu accueillir avec une crédulité confiante. Enfin, dans divers mémoires, portant tous le cachet d'une investigation sérieuse, honnête et de bonne foi, le docteur Gaudet, médecin inspecteur des bains de Dieppe, a dignement couronné l'œuvre de ses prédécesseurs par des recherches et des jugements solides, qu'on a pu admettre sans crainte, et qui sont résumés dans un livre ou traité *ad hoc*. Cet ouvrage qui a obtenu, à juste titre, l'honneur insigne de trois éditions, semble ne rien laisser à désirer ; et, quel que soit le mérite des publications qui ont vu le jour depuis 1844, elles ajoutent fort peu de chose à ce que M. Gaudet nous avait appris. Les écrits, en très grand nombre du reste, qu'à dessein nous nous abstenons de mentionner et d'analyser, pour ne pas surcharger sans profit ces aperçus bibliographiques, semblent rétablir, pour notre littérature médicale, l'équilibre avec celle des nations qui nous ont précédés dans la carrière.

CHAPITRE II

Considérations générales sur l'emploi de l'eau de mer

L'eau de mer est administrée suivant des modes diversifiés à l'infini, et dont chacun d'eux comporte des soins soutenus et une attention particulière, dont l'omission ou la négligence peut compromettre le succès de cette énergique et souvent héroïque médication. Ainsi, à l'extérieur : 1° le bain froid, pris à la mer, sous l'action excitante et tonique de la lame ; 2° le bain de baignoire, pur ou mitigé, à des températures qui doivent varier suivant les cas, c'est-à-dire suivant les lésions qu'on a en vue de combattre ; 3° l'affusion froide, exercée sur la totalité du corps ou sur une partie seulement; 4º les douches descendantes; 5º les pédiluves; 6º les lotions; 7º les applications locales diverses; 8º la sudation, avec ses modes et ses degrés divers; 9º la pulvérisation, avec ses conditions multiples. A l'intérieur : 1º la boisson; 2º les lavements; 3º les injections chaudes, tièdes ou froides; 4º les douches ascendantes, rectales ou vaginales, à des températures différentes, suivant les indications auxquelles il importe de satisfaire.

On conçoit sans peine que, pour le bain froid, il y a nécessité de s'entourer d'une multitude de précautions, subordonnées elles-mêmes à l'âge des sujets, à leur tempérament, comme le dit le vulgaire, et au genre de maladie qu'on est appelé à traiter. L'immersion brusque, qui convient aux uns, serait fatale aux autres, qui la veulent insensible et sagement graduée. Ceux-ci sont condamnés à rester calmes sur la plage, tandis que ceux-là doivent s'y agiter sans cesse, pour exercer le système musculaire et accroître son activité. La natation, conseillée au plus grand nombre, est interdite à certaines constitutions scrofuleuses, avec altération grave des jointures, aux êtres chlorotiques, faibles, où l'anémie porte partout ses ravages, aux femmes atteintes de ces dérangements que l'agitation du corps serait susceptible d'aggraver. Dans ces cas, et bien d'autres que nous n'indiquons pas, le mouvement deviendrait funeste, s'il est un bienfait dans d'autres. On a tracé, à cet égard, dans plus d'un manuel, des préceptes, des règles, dont l'application, ainsi qu'il est énoncé au commencement de cet écrit, rencontre de grandes et sérieuses difficultés.

Même observation pour l'administration des bains chauds, dont on fait varier la température et la durée à l'infini, pour les causes précédemment signalées, en établissant dans ce cas, comme dans tous ceux où l'action de l'eau de mer est invoquée, une gradation rationnelle, que l'expérience seule nous indique. Un examen attentif, constant et scrupuleux, des dispositions organiques, originelles, des individus soumis à un traitement hydrothérapique, suggère aux médecins la prudente conduite à tenir dans des conjonctures si diverses et si délicates, tant pour la durée que pour le nombre des bains, soit que ceux-ci s'administrent seuls ou concurremment avec des douches ou des affusions froides, commandées par le caractère des affections du cerveau. Les bains chauds

amènent quelquefois, principalement chez les sujets de la
première et de la seconde enfance, des effets cutanés
tout à fait imprévus, ou bien des embarras vers la tête,
accidents qu'on se met en devoir de combattre en sus-
pendant le remède ou en en modérant l'action.

Les affusions froides d'eau de mer, qui sont en usage
depuis un temps immémorial, imposent à ceux qui les
conseillent une extrême réserve, s'ils veulent en assurer
toujours l'efficacité. C'est un remède très énergique sans
doute, très puissant ; mais difficile à manier, soit qu'on
l'applique isolément, dans une baignoire vide, à l'air
libre, soit qu'on l'associe aux bains à la mer ou aux
bains chauds. De tous les modes d'emploi de l'eau salée,
celui-ci est, sans contredit, le mode qui comporte le plus
de soins et exige une main plus sûre.

Il n'en est pas de même des douches descendantes,
auxiliaire si salutaire du bain froid. Son action est en-
vironnée de moins de dangers, bien qu'il faille la diriger,
si l'on peut ainsi dire, dans toutes les circonstances, suivant la nature ou le génie du mal et la constitution in-

dividuelle, tant pour la durée de chaque douche que pour déterminer la période durant laquelle il convient d'y recourir. Il est bon, dans certains cas, d'augmenter la température de l'eau destinée aux douches, qu'on les donne en pluie ou par ondées.

Les douches et les vapeurs d'eau de mer, si efficaces dans quelques maladies des articulations, dans plusieurs espèces de rhumatismes, qu'exaspère le contact, trop réfrigérant, du bain froid, s'administrent simultanément, et toujours avec plus d'innocuité que la même eau de mer utilisée dans d'autres modes.

Les lotions, les applications locales d'eau de mer, se règlent, — comme les pédiluves, très aisément dans la généralité des cas où leur emploi est prescrit, sans qu'il soit besoin de poser, à cet égard, des bases fixes, dénuées ici de toute importance.

L'eau de mer, prise à l'intérieur, produit, certes, de bons effets; mais l'usage en est moins préconisé en France qu'en Angleterre, où il devient très souvent l'adjuvant obligé du bain de mer. C'est un laxatif doux, auquel on prête, un peu complaisamment peut-être, des propriétés *altérantes*, à la faveur desquelles on seconde, avec plus ou moins d'énergie, l'action des bains de mer. Malgré sa saveur amère et saumâtre, un peu nauséabonde pour quelques palais, l'eau de mer est rarement rejetée par le vomissement, suivant la remarque de certains médecins qui se livrent exclusivement à la pratique de l'hydrothérapie, et la répugnance qu'elle inspire à la majorité des buveurs est bientôt vaincue avec un peu de temps et de résolution.

L'eau de mer, en lavements, triomphe assez souvent de constipations opiniâtres, rebelles jusque-là à d'autres traitements, et n'offre aucun inconvénient, pas plus que les injections et les douches ascendantes, si elles sont prescrites à propos, c'est-à-dire dans toutes les conjonctures où les phénomènes qui caractérisent les diverses inflammations, ont entièrement disparu.

Enfin reste l'*arénation* ou application du sable de mer, chauffé artificiellement ou par la seule puissance des rayons solaires ; moyen d'une grande activité, surtout si l'on veut résoudre certains engorgemens d'espèce strumeuse ou simplement lymphatique ; mais moyen dont l'emploi, s'il n'est dirigé avec une extrême sagesse, peut donner lieu à de dangereuses congestions vers le cerveau, moyen beaucoup moins usité dans nos parages qu'on ne se l'imagine dans le monde.

On voit, par ce rapide exposé, sous quelles formes variées l'eau de mer est mise à contribution, pour la guérison ou le soulagement des maladies, et combien doivent être minutieuses les précautions auxquelles sont assujettis les hommes de l'art qui prescrivent l'eau de mer, et surtout ceux à qui incombe la mission ardue et délicate d'en diriger l'emploi. Ils sont tous tenus, ces derniers principalement, sous peine d'échouer dans leurs tentatives, de préciser les conditions d'âge et de temps pour l'emploi de l'un des modes ci-dessus énumérés, le moment, l'heure, la durée des bains, chauds ou froids, l'hygiène à observer pendant toute la saison, et de surveiller, avec une religieuse et infatigable contention d'esprit, les modifications qu'imposent mille éventualités relatives aux vicissitudes atmosphériques et à l'organisation propre, autrement dit *l'idiosyncrasie*, des sujets commis à leurs soins et dont ils ont, en quelque sorte, la responsabilité morale.

Nous devons, comme couronnement de ces généralités, placer un mot sur *l'influence de l'air* qu'on respire sur les bords de la mer. Elle est incontestable, et tous les auteurs, anglais, allemands ou français, s'accordent à en reconnaître les effets merveilleux et constans sur toutes les constitutions débiles, anémiques, avec ou sans cachexie spéciale, et considèrent cette influence comme un auxiliaire très souvent efficace des bains de mer, sous le rapport moral aussi bien qu'au point de vue de la santé. Si l'air, toujours vif, des côtes en éloigne les poitrines délicates, il est juste de proclamer, avec d'éminentes autorités, que beaucoup de cures lui sont exclusivement imputées, toutes les fois que les individus, bien que débilités par la souffrance, ont assez de force de réaction pour surmonter les premières impressions de l'atmosphère maritime, et qu'on a mis assez de discernement pour indiquer les jours et les heures où celle-ci serait trop stimulante, partant nuisible et contraire au but qu'on poursuit. — Le *régime* joue un très grand rôle dans la plupart des cas, il faut savoir l'y approprier ; car on ne le négligerait pas sans un réel détriment pour les malades.

CHAPITRE III

Etat comparatif des Etablissements de bains
de mer

Nous connaissions déjà, pour les avoir vues et soigneusement examinées, plusieurs stations maritimes importantes et justement célèbres; nous savions, en outre, que, sous le rapport de ses plages, que la nature a merveilleusement disposées, et de la beauté des sites variés, et partout si pittoresques, qui environnent Royan, cette ville ne le cédait guère à aucune d'entre ces stations, même les plus renommées. Toutefois, puisque juger c'est comparer, nous avons voulu voir par nous-même tous les termes de comparaison. Tel a été l'objet d'une longue pérégrination, dont nous enregistrons ici sommairement les résultats *de visu, de tactu, de auditu*.

Et d'abord disons, comme point de départ, en quoi consiste l'établissement d'hydrothérapie annexé au casino de Royan :

Bains chauds d'eau marine, pure ou mitigée ;

Bains d'une eau douce, dont la composition est irréprochable ;

Bains hydrothérapiques par immersion ou par affusion ;

Lotions et frictions excitantes ;

Douche générale en pluie ou en poussière ;

Douche locale, fixe ou mobile, en jet, en pluie ou en poussière, chaude ou froide ;

Douches, générale et locale, administrées ensemble ou alternativement ;

Douche générale à eau de mer filtrée et refroidie ;

Douche ascendante froide ;

Douche rectale, vaginale, etc.;

Douche en colonne, en lame, en cloche ;

Douche, chaude ou froide, suivie d'un bain de siége à eau courante;

Douche écossaise;

Bain de siége à l'eau courante;

Sudation, à divers degrés, suivie d'une douche générale;

Bains de pieds à eau courante;

Respiration de l'eau de mer pulvérisée;

Bains de Baréges artificiels.

Les bains de mer, purs ou mélangés, sont pris dans de larges baignoires en cuivre étamé, proprement tenues et placées dans des cabinets confortables.

Parmi les stations que nous avons visitées, il en est beaucoup qui manquent d'appareils hydrothérapiques, et très peu d'entre elles en offrent de plus complets et de mieux établis qu'à Royan.

A Dieppe, comme à Trouville, au Havre, à Fécamp, il n'existe qu'une seule plage, tandis qu'à Royan il s'en trouve trois, et même quatre, dans lesquelles l'agitation des flots de la mer présente des degrés divers, d'où des modes d'action divers aussi, circonstance d'un haut intérêt pour le traitement des maladies, suivant la mesure de tonicité qu'on tient à produire ou à provoquer.

La plupart des plages qui bordent la Manche roulent des galets ; le sable n'y est ni fin ni uni ; tandis qu'à Royan le sable est si ferme, si uni, le plan incliné qu'il forme si insensible, qu'on peut, sans danger, s'immerger à la profondeur qu'on désire, et y rouler, au besoin, avec pleine sécurité, soit des cabinets, soit, comme en Angleterre, des voitures qui en tiennent lieu.

A Royan les plages sont orientées au midi, tandis que dans la Manche elles le sont au nord, condition défavorable qui doit amener de notables différences dans l'efficacité des bains froids, autant que dans le mode d'action de l'atmosphère maritime, pour tous les malades, qui vont là pour en invoquer le bienfait.

Les plages de galets sont généralement très déclives et exposent à des dangers de toutes sortes ; car les galets roulent sous les pieds du baigneur et l'obligent à se pourvoir d'un guide, ce qui est gênant et dispendieux à la fois. Ces inconvénients n'existent pas à Royan, dont les *conches* offrent des pentes uniformes, un fond solide, sur lequel on ne court aucune espèce de risques.

Dans la plus grande partie des établissements du nord de la France les cabinets sont en toile à voile, disposition défectueuse qui expose à de fâcheux refroidissements, tandis que les cabinets en bois sont très clos, et très propres à favoriser cette salutaire réaction, qui est indispensable pour procurer l'efficacité du bain froid.

Les plages du Calvados sont bien à fond de sable, mais avec des ondulations inégales, très saillantes, presque raboteuses, sans fermeté dans ce sol qu'il faut piétiner forcément.

Dieppe, qui est, incontestablement, la tête des bains de mer du Nord, présente une plage beaucoup plus inclinée qu'ailleurs, formée aussi, comme ailleurs, de galets roulants, fort incommodes, entravant la marche des baigneurs, gênant leurs évolutions, circonstance d'autant plus fâcheuse, que les flots de la mer y sont souvent agités, et parfois furieux.

Dans les stations du Nord, il est enjoint aux baigneurs de s'immerger devant l'établissement, qui, seul, possède des tentes; tandis qu'à Royan il est loisible aux amateurs, de toutes les classes, qui fréquentent ses bains, de choisir la plage, ou *conche*, qui leur convient le mieux, de s'y baigner solitairement ou en société, selon leurs goûts. Cette facilité, qui plaît à tous les esprits qui aiment l'indépendance et ses douceurs, n'est pas un des moindres avantages de notre station royannaise.

Royan, par sa position topographique, devient une ville de bains maritimes par excellence; car la nature y a tout créé, et l'art, qui a enfanté ailleurs des merveilles architecturales, a fait chez nous l'utile et le nécessaire. L'établissement du Casino, quoique conçu dans des proportions moins grandioses que dans les cités rivales, suffit amplement, par l'heureux agencement de ses constructions modestes; ses ombrages frais, ses appareils variés de gymnastique, — à tous les besoins de cet important service. Il doit plaire aux baigneurs les plus exigeants, soit qu'ils viennent lui demander d'agréables délassements, soit qu'ils y cherchent les moyens de se délivrer de leurs maux.

Plusieurs médecins distingués, qui sont étrangers au département de la Charente-Inférieure, des touristes, des littérateurs émérites, au premier rang desquels figure notre Michelet, l'historien, le peintre, si justement populaire. ont payé leur tribut d'éloge à Royan, pour ses admirables plages. Leur unique mobile a été la vérité, rien que la vérité... En effet, notre station maritime ne semble-t-elle pas privilégiée, par ses conditions climatériques, qui lui assignent une température moyenne entre les établissements méridionaux et les établissements placés au nord, autant que par les précieux avantages inhérents à ses vastes conches, à la nature du sable qui les forme, et par une exposition heureuse, bienfaisante et sans égale ? Si des étrangers, complètement désintéressés, l'ont dit, il n'y a ni témérité, ni orgueil à le dire après eux. Les citations que nous pourrions fournir à l'appui ne nous manqueraient pas, loin de là ; car elles abondent, et nous n'aurions que l'embarras du choix ; mais, si, par sentiment d'impartialité, et sous l'empire de nos idées d'indépendance, nous nous abstenons d'y recourir, il nous serait difficile de résister à la satisfaction de reproduire un article récent. Il a aussi le mérite d'être vrai, et d'émaner d'un homme compétent, très familier avec la matière, et qui a pris les couleurs du tableau sur les lieux mêmes, et non dans des relations mensongères, tronquées, infidèles ou préventives :

« Royan compte aujourd'hui parmi les villes maritimes
» dont les bains de mer et l'installation hydrothérapique
» ont le privilége d'attirer, chaque année, le plus grand
» nombre de baigneurs. Le rang que cette charmante
» résidence occupe parmi nos stations balnéaires, n'a rien
» au reste, qui surprenne ; il en est peu qui offrent une
» situation plus heureuses, des sites plus séduisants, une
» température plus modérée, un air plus pur.

» Placée à l'embouchure de la Gironde, qui depuis bien
» loin, n'est déjà plus le grand fleuve, elle se dessine
» en amphithéâtre vis-à-vis de la magnifique tour de
» Cordouan, et l'Océan y forme une vaste baie, ou *conche*,
» où la mer vient tranquillement s'étendre sur un fond
» de sable uni et moelleux. C'est là que, pendant la belle

» saison, des milliers de baigneurs, venus de tous les
» points de la France et de l'étranger, se livrent, sans
» crainte d'accidents, aux joyeux et salutaires ébats de
» la natation.

» Royan est, en outre, une petite ville d'une propreté
» coquette ; les habitations y sont parfaitement appropriées
» à leur destination. — De nombreuses et jolies prome-
» nades lui donnent de l'ombrage et de la verdure ; les
» denrées alimentaires y abondent ; le poisson y est
» excellent. Ce que les étrangers apprécient surtout à
» Royan, ce sont les égards et les soins prévenants des
» habitants. Aussi, la vie y est douce et calme. Ce n'est
» pas à dire cependant qu'elle y soit uniforme, loin de là.
» Le Casino, avec son parc, ses salons, ses bals de tous
» les soirs, son orchestre, ses concerts, son petit théâtre,
» ses jeux gymnastiques, offre une variété de plaisirs
» qui ne tarit pas.

» Ajoutez à cela les fêtes, les régates, les excursions
» dans les bois, au village de Saint-Georges, à la pointe
» de Vallière, aux fantastiques rochers que la mer a

» façonnés sur tout le littoral, aux grottes de Meschers,
» aux salines et aux parcs aux huîtres de la Tremblade,
» à la grande côte, les promenades en mer à la tour de
» Cordouan, à la pointe de Grave, où se font d'immenses
» travaux, au vieux Soulac, dont le village et l'église
» sont ensevelis dans les sables; puis, les cavalcades, les
» parties d'âne, la pêche aux flambeaux, la chasse; — et
» dites-nous si l'ennui peut jamais trouver accès sur cet
» heureux rivage.

» Il n'y a pas qu'un seul endroit à Royan où l'on
» puisse prendre des bains; la nature a été prodigue
» envers cette station! Trois autres petites *conches* lui
» font cortége. Gracieusement dessinées en croissant, et
» protégées par des rochers gazonnés, qui en forment
» l'enceinte, *Foncillon*, le *Chaix* et **Pontaillac** sont aussi
» le rendez-vous des baigneurs. Chaque conche a ses
» habitations, ses cabanes, ses guides-baigneurs; celle de
» Foncillon est spécialement réservée aux dames; celle
» de Pontaillac, si bien découpée, est couronnée par des
» dunes accidentées que couvre un bois de sapins, d'un
» aspect très pittoresque. Au pied sont de fort jolies
» maisons, parmi les arbres quelques pavillons avec

» jardin anglais, et, au sommet des dunes, le kiosque
» des montagnes russes, qui attirent une foule de curieux
» et d'amateurs.

» Tout concourt donc à faire de Royan une station de
» bains privilégiée. Elle a été, l'une des premières, dotée
» d'un bureau télégraphique.

» Disons aussi que si Royan doit son succès à son
» heureuse position, à son climat, elle doit aussi beaucoup
» à une administration intelligente et dévouée, dont les
» efforts, secondés par les habitants, ont transformé un
» petit port de pêche en une des plus charmantes ré-
» sidences d'été de tout le littoral, et où les étrangers
» trouvent des temples pour les deux cultes.

» JOHANNY BERTHIER, »
(*Le Monde thermal*, 1862).

CHAPITRE IV

**1° Indication sommaire des maladies que l'eau
de mer peut guérir ou pallier;**

2° Résultats pratiques.

§ 1er

Fidèle à notre devise, qui, dans le cours de notre carrière, nous a constamment servi d'inspirateur, de guide
et de mobile, en en réglant tous les actes, nous n'allons
pas complaisamment dérouler, avec des détails techniques,
toujours fastidieux ou futiles, et mieux à leur place dans
les traités spéciaux, la nomenclature des maladies qui
trouvent dans l'eau de mer, soit une curation complète,

soit un simple palliatif. Nous ne voulons donner à personne le droit de croire, comme on l'a dit souvent, avec plus de malignité que de justice, de certains médecins des eaux thermales, que des vues intéressées ou charlatanesques, qui sont loin de notre esprit et de nos habitudes, nous poussent à prôner quand même les vertus de l'eau de mer, et à la représenter comme une panacée universelle. Les cas où elle peut être utile sont nombreux sans doute ; nous les indiquerons rapidement, sans jamais tenir le remède pour infaillible.

L'eau de la mer a des modes d'action si diversifiés, qu'il ne doit pas paraître étonnant que, manié avec prudence et habileté, ce précieux agent thérapeutique ait une grande efficacité dans une multitude d'affections qui ont résisté aux moyens ordinaires.

A. Les enfants, même dès l'âge le plus tendre, alors qu'ils sont débiles, que la lymphe prédomine dans leur constitution, ce qui est très fréquent dans les contrées basses, humides, où les influences paludéennes se font sentir ; les enfans scrofuleux ou rachitiques, ceux affectés de maladies spasmodiques, quel qu'en soit le degré, trouvent dans les bains de mer, froids ou chauds, suivant les nuances de leurs dérangements, un bien-être réel, et souvent une guérison complète et durable,... quand les organes n'ont pas subi une atteinte trop profonde. Leur traitement exige plus d'attention et de sollicitude — cela va sans dire — que celui des sujets âgés, chez qui l'on trouve plus de docilité pour les conduire et les soumettre aux obligations gênantes d'une médication rationnelle, souvent très longue et toujours très ennuyeuse.

B. Les affections qui pèsent sur les adultes sont en grand nombre et plus ou moins compliquées : une puberté tardive, des troubles menstruels, fréquents et variés ; la chlorose, toutes les espèces d'anémies ; les lésions qui frappent l'organe utérin, avec leurs formes mystérieuses et multiples, capricieuses et bien des fois insaisissables ; la faiblesse, soit locale, soit générale ; certaines névroses ganglionnaires, la longue série des névralgies, l'asthénie nerveuse, générale ou particelle ; l'anaphrodisie avec ses périodes étranges ; les diverses lésions des organes reproducteurs chez les deux sexes ; enfin, plusieurs sortes de maladies mentales sont, à bon droit, rangées parmi celles que l'action de l'eau de mer peut pallier ou guérir.

C. La faiblesse de la vue et d'autres lésions optiques, lorsqu'il n'existe pas de désorganisation ; les maladies chroniques des voies aériennes ; celles du tube digestif, si communes et parfois si rebelles ; les rhumatismes, qu'ils soient internes ou externes ; les varices, noueuses ou diffuses ; certaines maladies cutanées ; le diabète (ou *diabétès*), maladie qui résiste avec ténacité aux moyens tirés de la pharmacie ; les engorgements profonds, viscéraux, connus vulgairement sous l'appellation surannée d'obstructions, trouvent dans l'hydrothérapie, dirigée avec prudence et sagacité, ou leur curabilité entière ou un amendement sensible et plus ou moins durable.

§ II.

Comme corollaire de ce rapide exposé, nous résumons ici quelques faits, les plus saillants parmi ceux qui appartiennent à notre pratique personnelle, nous abstenant, par des raisons de convenance, dont la délicatesse sera sentie et approuvée par le lecteur, de désigner nominativement les sujets de nos observations.

1o 1859. — 1o Prolapsus du rectum, à la suite de l'ablation d'un énorme polype : bains froids (soulagement notable). — 2o Jeune fille de 14 ans. Lymphatisme prononcé, engorgement des glandes sous-maxillaires : bains froids (diminution considérable, effet moral puissant). — 3o Fille de 20 ans. Gastralgie opiniâtre : bains mitigés (guérison franche). — 4o Fille de 17 ans. Crises nerveuses : bains mitigés (soulagement considérable, bons effets simultanés sur le physique et le moral). — 5o Homme de 35 ans. Engorgement chronique de la plèvre costale : bains mélangés (guérison). — 6o Fille de 16 ans, chlorotique : bains mitigés et douches (guérison).

2o 1860. — 1o Fille de 19 ans. Lymphatisme et chlorose : bains froids (guérison). — 2o Fille de 16 ans. Affection analogue, mais plus grave (amélioration manifeste). — 3o Garçon de 14 ans. Tumeur blanche au genou droit : bains et douches (soulagement). — 4o Deux enfants de 13 et 14 ans. Cachexie strumeuse : bains mitigés (amélioration palpable). — 5° Sujet de 34 ans. Rhumatisme articulaire ancien et résistant : bains et affusions (guérison, du moins momentanée). — 6° Femme de 27 ans. Névralgie faciale opiniâtre (guérison). —7° Jeune garçon de 17 ans. Arthrite chronique : soins persévérants (guérison inespérée, tout à fait remarquable). — 8° Homme de 40 ans. Bronchite chronique (guérison).

3° 1861. — 1° Femme de 31 ans ; bains de siége, variés, opposés à une affection utérine (soulagement manifeste); — 2° sujet de 51 ans ; débilité générale profonde ; bains froids (guérison, après deux mois et demi de traitement); —3° enfant de 12 ans ; scrofuleux ; bains et eau pulvérisée (amélioration bien constatée); —4° femme de 32 ans ; névrose de la respiration ; bains mitigés (guérison);— 5° jeune homme de 22 ans ; relâchement des ligaments articulaires, faiblesse des muscles ; bains froids, mitigés (amélioration manifeste); — 6° femme de 39 ans ; faiblesse générale, dérangements d'estomac, sans vice constitutif (guérison); —7° demoiselle de 19 ans ; spasmes ; bains et douches (guérison); — 8° sujet de 29 ans, homme ; bronchite très ancienne et rebelle ; eau pulvérisée (soulagement réel); — 9° deux enfants, de 7 et de 9 ans ; très pâles, lymphatiques, sans de grands désordres organiques (retour à la santé, sauf rechute, par l'influence d'une habitation humide); — 10º fille de 12 ans; très chlorotique (simple soulagement); — 11º homme de 45 ans; gastralgie opiniâtre; constitution assez bonne d'ailleurs (guérison); — 12º deux enfants lymphatiques, l'un de 9, l'autre de 13 ans; persévérance dans l'emploi des bains froids (soulagement sensible et surprenant); — 13º demoiselle de 11 ans; très débile, née cacochyme, comme ses parents (amendement véritable et de bon augure); — 14º fille de 18 ans, débilité très grande, rhumatisme articulaire; bains et douches (guérison inespérée); — 15º deux filles de 16 et de 17 ans; toutes deux décolorées et faibles; bains froids ou mitigés (amélioration progressive); — 16º garçon de 14 ans, fille de 12 ans; tous deux atteints de maladies cutanées; bains sulfureux (guérison); — 17º jeune garçon de 14 ans; tubercules (soulagement inattendu); — 17º trois enfants de 6, 8 et 10 ans; tous trois d'un tempérament lymphatique, et amaigris; bains froids (amélioration sensible, qui se soutient); — 18º femme de 45 ans; affection utérine ancienne; bains d'eau courante (amendement remarquable); — 19º fille de 17 ans; engorgements ganglionnaires (guérison, au moins momentanée); — 20º garçon de 19 ans; faiblesse générale (soulagement manifeste); — 21º jeune homme de 17 ans; bronchite invétérée (guérison); — 22º fille de 9 ans et demi; pâleur et faiblesse (guérison); — 23º autre garçon de 14 ans; lymphatisme, amaigrissement (guérison); — 24º fille de 7 ans; lymphatisme et faiblesse (amélioration réelle); — 25º même affection chez un garçon de 9 ans (même résultat); — 26º femme de 41 ans; anémie complète, suite de chagrins domestiques (amélioration, germe de guérison); — 27º fille de 8 ans, très affaiblie; anorexique (guérison); — 28º deux demoiselles de 13 et 15 ans; lymphatisme, avec engorgements ganglionnaires (diminution saillante des symptômes du mal); — 29º homme de 47 ans; embarras du cerveau; bains et douches (guérison); — 30º fille de 17 ans; convalescente d'une fièvre intermittente, avec faiblesse extrême; bains mitigés (guérison); — 31º un ecclésiastique de 41 ans; névropathie rebelle (soulagement presque inespéré et de bon augure); — 32º dans la même famille; trois bronchites chroniques (dont une seule a été guérie et les deux autres manifestement améliorées); — 33º un négociant de 37 ans; hémiplégie du côté droit; bains et douches (guérison fort avancée, sinon complète et ferme); — 34º tumeur blanche du genou gauche, sur une femme de 32 ans, strumeuse (amélioration remarquable et de bon augure);

— 35º sujet de 27 ans; homme; coryza chronique (guérison); — 36º garçon de 19 ans; gonflement des glandes parotides, constitution strumeuse (soulagement sensible); — 37º demoiselle de 18 ans; faiblesse de la jambe et du pied droits, gêne des mouvements; bains et douches (guérison); — 38º femme de 40 ans; affection utérine opiniâtre; douches et bains (amendement manifeste et confirmé); — 39º sujet de 54 ans; homme; paraplégie (ou faiblesse et impotence des membres inférieurs); bains et douches (guérison considérée comme merveilleuse).

Là doit s'arrêter la nomenclature des faits qui ont passé sous nos yeux; nous aurions pu l'étendre davantage si nous n'eussions eu essentiellement à cœur de n'enregistrer que des cas empreints d'une certaine gravité, et à en écarter avec soin tous les cas pathologiques qui nous ont semblé en être dépourvus, et pour lesquels l'usage de l'eau de mer et le séjour dans la station maritime de Royan n'ont été que des moyens purement hygiéniques, dont le secours a profité aux baigneurs, sans qu'il ait été besoin de soumettre ceux-ci à un traitement spécial et méthodique.

Dans la série d'observations que nous avons été à même de recueillir, et dont la substance seule doit figurer dans cet opuscule, nous avons inscrit avec la même bonne foi, avec la même constance, le triomphe et la défaite, les succès et les revers, nous étant imposé la loi inflexible de dire, en tout temps et en toute occasion, aux profanes comme aux adeptes privilégiés de la science, de dire, en toute liberté et avec une entière franchise, une noble indépendance, ce que nous avons vu de nos propres yeux, et constaté avec le degré d'attention et d'exactitude dont nous sommes capable... *Incorrupta fides, nudaque veritas.*

FIN.